AF312105

LE
PAIN DU PEUPLE

HYGIÈNE ALIMENTAIRE

CONTRE LA DÉGÉNÉRESCENCE

Par F. ARGER

PARIS

CHEZ TOUS LES LIBRAIRES

Dépôt chez l'auteur, place de Valois, 4.

1868

UN PREMIER MOT

La question que je viens soumettre au public sous ce titre : *Pain du peuple ou économie privée*, peut, sans attendre des mois ou des années, mais immédiatement, transformer radicalement la situation alimentaire.

Il est facile, en effet, de passer de la cherté et de la stagnation des affaires à la vie à bon marché, c'est-à-dire à la prospérité de l'industrie, du commerce et du travail.

Pour y parvenir, il suffit de savoir ramener à une valeur plus nutritive celui de nos aliments qui, sacrifié à la mouture des blés, en est presque entièrement dépouillé.

Mais quels sont les moyens utiles pour arriver à cette importante amélioration et ainsi assurer notre avenir et celui de nos descendants ? Recourrons-nous à l'autorité? Non, il faut savoir mettre la main à nos affaires, si nous voulons qu'elles soient bien faites. Le pouvoir, obligé de tenir la balance de tous les intérêts, doit observer la neutralité comme un gardien impartial, quelles que soient ses tendances bienveillantes en faveur des classes nécessiteuses.

Il est d'ailleurs un fait à rappeler, c'est que le mal qu'il s'agit de combattre aujourd'hui s'est développé à l'abri des réglements administratifs.

Consommateurs, faites que ce petit traité arrive au plus haut degré de publicité ; accordez un instant à l'étude du problème qu'il soulève, et repoussez les faiseurs de solutions intéressées.

Un acte de franche et énergique adhésion, en vous sauvant vous-même , sauvera la société.

Le pain du peuple vous en apporte les moyens.

LE
PAIN DU PEUPLE

HYGIÈNE ALIMENTAIRE

CONTRE LA DÉGÉNÉRESCENCE

CONSIDÉRATIONS PRÉLIMINAIRES

Nos pères, en l'absence de toute connaissance panométrique définie à l'état de principe et de guide, *veillaient du moins*, selon le proverbe, *à leur grain moudre.*

Nous qui, sous ce rapport, ne sommes pas plus avancés qu'eux, il s'en faut, nous nous donnons moins de souci ; nous allons à la boulangerie acheter *le pain tout fait* sans nous préoccuper des signes à l'aide desquels il serait pourtant si facile et surtout si nécessaire de savoir en constater *la valeur nutritive.*

Le mal est général. Les maîtres de la science comme le consommateur le plus vulgaire, les médecins aussi bien que leurs malades, tout le monde achète indistinctement le pain à son usage, à celui de sa famille où de ses élèves dans les nombreuses boulangeries où il ne vaut pas en réalité 10 centimes le kilogramme, comme dans celles beaucoup plus rares où, comparativement, il vaut mieux que les 50 centimes, prix courant actuel dans toute la capitale.

Depuis que la minoterie s'est emparée du marché des céréales et qu'elle domine en souveraine absolue le côté principal de la question des subsistances, il résulte *du laisser faire* et de notre indifférence que le pain n'est plus qu'un *aliment auxiliaire* et même très-souvent un aliment contraire à la santé et au développement de nos forces.

La dégénérescence rapide des individus des deux sexes est un fait incontestable; il est temps d'en arrêter les progrès, car, dans deux quarts de siècle ajoutés à celui pendant lequel elle vient de se développer avec tant d'intensité, que deviendrait la population française? Des chiffres officiels ont été produits, le calcul d'une période de soixante-quinze années est facile à établir, et encore cette base, d'après les chiffres connus, est sans doute au-dessous de la moyenne d'aujourd'hui, laquelle moyenne ne cesserait de s'élever que lorsque la cause se serait absolument généralisée.

Ce fléau social de la dégénérescence s'affirme de plus en plus par les mortalités excessives et en particulier par l'abaissement de la taille, phénomène dont les grands corps de l'État se sont émus dans une importante discussion sur l'organisation de nos forces nationales. Le mal se révèle encore par l'étiolement d'une jeunesse qui s'énerve sur les bancs de l'école et nous revient caduque avant l'âge, rayée de l'avenir à son entrée dans la vie ! On en trouve des spécimens dans ce que notre langue ironique d'aujourd'hui appelle *les petits crevés*.

La dégénérescence, très-accentuée d'abord parmi les populations des plus riches départements agricoles et dans celles des centres que leurs produits alimentent, s'étend par gradation jusqu'aux contrées les plus déshéritées, et cela dans une proportion exacte avec ce fait que *les farines du remoulage ou du haut compte, de rendement à la mouture des blés envahissent successivement les zones limitrophes.*

Ainsi, au lieu des quinze à vingt millions d'habitants qui ont dû subir à son début l'influence plus ou moins accusée, mais à coup sûr destructive *du vice débilitant* des farines, altérées par la manière actuelle de traiter le gluten, la presque totalité de la population serait bien prête à payer son tribut aux grandes mortalités, à l'abaissement de la taille et à l'étiolement de la nouvelle génération. Les tristes effets de ce régime n'épargneront bientôt plus que quelques individus vivant dans un milieu exceptionnel en apparence le plus défavorable, comme aussi par opposition, les enfants des classes aisées qui participent dès le premier âge aux améliorations importées par *le bien-être*. Mais quelle éloquente leçon pour nous contemporains, témoins impassibles du mal, malgré notre expérience de la vie, de nous trouver réduits à constater que *la base de l'alimentation* de nos jeunes gens, *le pain* qu'ils mangent pendant leur long séjour dans les maisons d'éducation, vient détruire, au moment où leur tempérament achève de se former; ce qu'ils ont acquis primitivement de force et de vie au foyer de la famille !

Voyez le terme fatal où pourrait aboutir notre indifférence! quelles sont donc les préoccupations assez fortes pour nous détourner de l'étude d'un pareil sujet? Est-ce que nous aurions perdu conscience de notre propre existence?

Cependant, une vague inquiétude domine

les esprits depuis longtemps ! De toutes parts on s'interroge ; de questions en questions tout le monde tombe d'accord que le vice doit provenir de notre alimentation. Autrement dire, on est généralement mécontent *du pain,* et ce n'est pas sans motif. *Il n'est pas naturel, en effet, que proportionnellement la société consomme par individu plus du double d'aliments que jusqu'à il y a cinquante ans; que néanmoins l'homme dégénère à vue d'œil, malgré qu'il ait infiniment plus de viande, de café, de sucre, de boissons fortifiantes, et qu'en somme les choses se passent en raison inverse des améliorations que nous poursuivons avec tant de succès dans les comices agricoles, dans les concours régionaux, dans les grandes expositions et partout où nous avons la faculté d'intervenir.*

D'accord en principe, nous nous arrêtons là, sans nous préoccuper des moyens de caractériser le vice et d'en connaître la cause spéciale. Nous restons dans les ténèbres. Cependant les révélations qui se sont fait entendre au Sénat et au Corps législatif auraient dû porter la lumière sur les plaies béantes de notre époque.

Il faut, avant tout, déterminer cette cause si nous voulons la détruire. A cet égard, nous en sommes encore à des suppositions erronées, telles que l'allaitement mercenaire, les grands contingents militaires, etc., c'est-à-dire à des hypothèses fort hasardées, plutôt capables d'entraver la vérité que de la faire avancer d'un seul pas vers une solution rationnelle quelconque. Le fait, les éléments indiqués d'après cès suppositions par les honorables députés M. le baron Jérôme David et M. Magnin sont venus me confirmer combien j'étais fondé quand, il y a plus de douze ans, je dénonçais la cause de l'étiolement et de la dégénérescence. Aussi, je reprends la plume. Que ne puis-je amener les expérimentateurs d'alors à produire à la barre de l'opinion publique les résumés de leurs recherches; on verrait comment ils ont rempli la haute mission qui leur avait été confiée. Je ne supposais pas que, pour des hommes aussi compétents, il fallût être aussi explicite que le sera, je l'espère, ce petit écrit.

Le compte rendu des séances où la nouvelle loi militaire a été discutée a livré à la publicité les documents suivants : L'ensemble de la mortalité annuelle est de 40 0/0 ; celle des enfants de l'assistance varie de 70, 83, 90 à 95 0/0 suivant qu'elle exerce son action, soit dans des départements plus pauvres, soit dans d'autres plus riches en produits agricoles, — *en blé surtout, et ce sont ces derniers qui lui payent un plus grand tribut par ordre anti-naturel* comme tout ce qui a rapport à cette immense question.

Au total, sur *un million* d'individus des deux sexes qui naissent en France chaque année, il n'en reste que *six cent mille* au bout de vingt ans.

La comparaison de nos tables avec celles des pays les plus favorisés accuserait évidemment une différence énorme à notre désavantage, et pourtant aucune contrée de l'Europe n'est située dans des conditions hygiéniques plus favorables que les nôtres.

Quant à l'abaissement de la taille, il est en moyenne, par homme à chaque tirage au sort,

dit le même compte rendu, de 4 millimètres
et demi à partir des jeunes gens nés en 1844,
1845 et 1846, soit de 14 millimètres au préjudice des trois dernières classes passées en
révision avant la discussion de la nouvelle loi
sur l'armée.

Hé bien ! lecteurs, — 1844, ne vous y mé-
prenez pas, est la date néfaste de la cause
occulte de la dégénérescence. Attendre jusqu'en 1888 que le résumé des conseils de
révision et celui des recensements de la population confirme ou détruise les chiffres à
déduire ici par anticipation, *serait s'exposer à
ajouter vingt autres années aux vingt-quatre
déjà si malheureusement acquises.*

Non ; à défaut de ces preuves que je n'évo-
que qu'à regret, mais qu'il est de mon devoir
le plus impérieux de faire ressortir dans l'intérêt de la société, je vais en livrer d'autres
plus précises, plus solides et des plus indénia-
bles, que nul au monde, à n'importe quel titre,
ne pourrait essayer de repousser sans être accusé d'incapacité ou sans mettre la défaillance
de sa raison en cause.

Hommage..... mille fois hommage à la lettre impériale du 19 janvier et à la liberté qu'elle a provoquée ! Elle ouvre une ère féconde à l'expression des vœux du pays

La farine de froment, quand elle avait le mérite d'être suffisamment rapprochée de son état normal, était, comme on le prétendait avec raison, trop forte au travail de la panification, et parfois même a la nutrition (*on y faisait* ajouter du seigle). De *trop forte* répéterais-je, qu'on la trouvait ordinairement, *cette farine est devenue généralement impropre à n'importe quel usage on se propose de l'utiliser, si, pour en tirer parti on ne recourt pas à une addition de féverole ou de toute autre substance d'emprunt.* De plus, par son degré d'affaiblissement résultant de l'action prolongée des meules sur la partie essentiellement active des produits de la mouture, soit sur les gruaux, c'est-à-dire par LE VICE DÉBILITANT *qui la caractérise, vice habilement dissimulé par les dites substances, la farine de froment* EST MORTELLE AUX ANIMAUX, MORTELLE AUX ENFANTS *et nuisible aux développements des forces phy-siques des jeunes gens.*

Elle doit, par conséquent, fatalement in-fluer sur la santé des personnes de tout âge et déterminer certaines affections telles que les cholérines épidémiques, le diabète sucré, maladie incurable si commune de nos jours, autrefois si rare, et bien d'autres infirmités, suites inévitables d'une mauvaise alimentation.

Démontrons en entrant dans quelques dé-tails techniques, que rien de tout cela n'aurait lieu de nous surprendre, si nous étions tant soit peu initiés aux principes élémentaires de la mouture des blés et *aux connaissances pa-nométriques* les plus indispensables.

Les anciens moulins avec leurs meules à grande circonférence soumises seulement à une rotation décrivant en moyenne à la minute une ligne totale qui, par progression inverse, était à 10 ce que celle des petites meules est entre 30 et 40 : avec leurs meules, dis-je,

*en pierres éveillées des carrières de la Ferté-
sous-Jouarre*, et aussi avec leur bluterie d'un
tissu plus ouvert, ne pouvaient être utilisés
qu'à faire de bonnes farines. — TELLE ÉTAIT
LA RÈGLE *et elle était presque exclusive.*

On comprend, par exemple, comment en
passant alternativement dans les nombreuses
cavités de la pierre meulière, les particules les
plus essentielles des différents produits de la
mouture, — celles connues sous la dénomi-
nasion *de gruaux* et dans lesquelles abonde et
se trouve concentré *le gluten*, parvenaient à
être préservées de la destruction plus ou moins
partielle qu'elles subissent en se trouvant trop
longtemps en contact avec la pierre *des meules
plates* : Toutes rayonnées que sont ces nou-
velles meules, l'art ne les fait pas approcher
de la perfection que la nature imprime aux
autres.

On comprend de même, que ces particules ainsi préservées, qui, à leur sortie
des meules, ou des conduits réfrigérateurs

étaient assez fines pour, dès la principale opération, trouver passagé à travers les bluteries de l'ancien système, constituaient en se mélangeant avec *la farine folle* (l'amidon) un produit d'une grande valeur nutritive.

Quant aux particules plus volumineuses de ces mêmes gruaux, qui se trouvaient exclues au premier blutage, on les remoulait après coup ainsi qu'on le fait toujours. Mais grâce aux deux moyens préservateurs que je viens d'indiquer on obtenait néanmoins un produit définitif abondamment pourvu de gluten resté approximativement à son état normal ; c'est-à-dire de gluten non blanchi par l'action des meules, bien entendu, et qui rendait d'importants services à la consommation.

Toutefois, avec l'agencement des anciens moulins, le rendement du blé à la mouture ne pouvait pas dépasser plus de 70 à 72 0/0 de farines blutées, autrement, on compromettait l'ensemble de l'opération et on se discréditait. Enfin, il fallait, bon gré mal gré, réaliser une partie de farines communes pour le pain de ménage des habitants de la province ou pour le pain de 3ᵉ classe dans les villes. A présent on ne fait pour ainsi dire plus de pain de ménage et le pain de 3ᵉ classe a disparu, sauf qu'on en batarde quelque peu çà et là pour la forme. En tous cas, de 3ᵉ ou de 2ᵉ classe le pain ne vaut rien, je compare l'un et l'autre, du plus fort au plus faible, à du vin coupé d'eau, depuis 90 jusqu'à plus de 99 0/0. Le pain de 1ʳᵉ classe lui-même, alors qu'il y en aurait pour tout le monde, n'arrêterait pas la dégénérescence sans le concours *du bien-être.* — Mais revenons au sujet technique, car c'est de lui que découle l'interprétation des preuves et la solution.

Il fallait, ai-je dit, s'arrêter bon gré mal gré au rendement de 72 0/0 ; or, ce rendement était la quantité réglementaire prise pour base à l'évaluation de la taxe du pain, — base qu'on prend, sans nul doute, encore dans les endroits où l'on s'efforce de ressusciter cette vieille mesure si contraire aux véritables intérêts des consommateurs. *Quelle erreur , non-seule-*

ment par rapport aux principes économiques qui prévalent, mais aussi, eu égard aux changements intervenus dans les moulins. *Taxer le pain,* c'est pousser plus que jamais à la sophistication des farines, c'est déterminer la ruine des boulangers de la province et conséquemment leur enlever tous moyens de résistance au préjudice qu'ils éprouvent et que nous éprouvons nous-même ; en un mot, c'est perpétuer le mal et lui faire prendre des développements de plus en plus considérables.

On le voit, l'action industrielle et commerciale de l'ancien meunier était doublement limitée : limitée par le rendement à la mouture des blés et limitée par la taxe réagissant du boulanger jusqu'à lui. Si par hasard il cherchait à s'en affranchir en négligeant l'observation des principes, en traitant le blé trop bas, par exemple, ou en voulant en traiter une trop grande quantité dans un temps donné, ou bien encore en faisant intervenir de basses graminées dans les farines du commerce, il se discréditait sur le champ, et de deux choses l'une, il fallait renoncer au métier ou travailler à racheter la confiance au moyen de grands sacrifices. Donc *les bonnes farines étaient la règle quasi exclusive*.

Passons à la comparaison.

AUTRES TEMPS, AUTRES MŒURS. Il serait puéril, de la part des consommateurs, d'essayer de ressaisir le marché des grains, d'aller au moulin surveiller leurs intérêts, de faire le pain à leur usage, ou de prétendre n'en acheter que de taxé. Quant à vouloir, afin d'être conséquents avec eux-mêmes, que les 100 *millions d'hectolitres de blé* de notre production nationale annuelle soient convertis en farines par une quantité de moulins en rapport avec ce que les 30 *millions d'hectolitres* de l'époque de Chaptal en utilisaient, serait chose plus impossible encore ; en un mot : rien de ce qui existait dans la première partie de ce siècle, ne pouvait résister en présence des développements incessants de l'industrie, de ceux de l'agriculture et du commerce. Il a donc suffi d'un souffle du progrès pour faire crouler tout le vieil édifice à jamais disparu.

Malheureusement, faute de connaissances spéciales, nous avons assisté les bras croisés à cette transformation, sans plus nous en préoccuper que si nous y avions été étrangers, par conséquent nous nous sommes abstenus de faire harmoniser le nouvel état de choses avec nos besoins.

Examinons donc attentivement comment se produit le mal afin d'aviser au moyen de l'arrêter au point où nous le rencontrons, et de nous prêter un mutuel appui pour remonter la pente fatale de la dégénérescence.

Tel est le problème que je poursuis depuis la cherté de 1852 à 1856, en présence de ces crises redoutables qui nous rendent, nous producteurs de blé, tributaires de l'étranger de plusieurs milliards. J'ai confiance d'avoir trouvé la solution propre à donner satisfaction à tous les intérêts, sans qu'il y ait jamais à se départir de la ligne la plus directe.

D'abord, pour établir de bónnes farines par le mode d'après lequel les blés sont généralement traités à la mouture, depuis que le travail est interverti dans les moulins, trois conditions principales sont indispensables, et encore souvent ces farines ne seraient bonnes que relativement à la généralité des farines actuelles. 1° Il importe que le montage du matériel, celui des meules surtout, ne laisse rien à désirer; 2° Que la conduite en soit toujours confiée à un maître ouvrier, aussi vigilant qu'habile; 3° Il importe encore que le chef de l'établissement sache commander et qu'il ne s'attache qu'à des produits du plus grand mérite. Eh bien! sans parler des difficultés résultant de l'incapacité des uns, de l'impuissance des autres, voilà des conditions qui, pour la plupart *des faiseurs* dans une médiocre aisance, resteront inaccessibles, tant que *les boulangers ne voudront pas ou ne sauront pas mieux acheter les farines que nous ne savons choisir le pain.* Du reste, ces faiseurs se préoccupent d'autant moins de surmonter ces difficultés, que les mauvais produits leur

offrent, non pas à long terme, ni aussi hono-
rablement, mais au jour le jour, des avantages
plus grands et plus faciles (1).

Donc, tout est interverti dans la meunerie et
l'exception d'autrefois est devenue *la règle*.
Ce qui suit va le justifier.

Les moulins du système dont s'agit sont mon-

---

(1) Voici ce qu'un M. F. L..., meunier en Tou-
raine, m'objectait récemment, en pensant, sans nul
doute, me déconcerter et me démontrer l'inutilité
de mes efforts. Mis au défi de détruire la valeur de
mes inductions sur le fonds de la question, il me
répondit en ces termes :

« Pensez-vous jamais pouvoir amener la généralité des meuniers à n'établir que de bonnes farines?... » Puis il continua par cette autre question, venant à l'appui de la première : « Lequel,
selon vous, malgré la différence entre les prix rémunérateurs, réalise plus de bénéfices ou du bon
ou du mauvais meunier? »

Avis aux contradicteurs.

tés de telle sorte qu'au moyen de leurs meules
plates rayonnées, fonctionnant à grande vi-
tesse, la principale et première opération con-
siste uniquement à séparer l'écorce du grain
de blé et à diviser ce dernier le moins possi-
ble. C'est afin que pas une parcelle des gruaux,
pas un atome de la farine essentiellement active ne se trouve acquise au profit de la farine
neutre, malgré le besoin absolu que celle-ci
éprouve de se combiner avec son allié naturel, le gluten. Une preuve manifeste ressort
d'elle-même que tout est prévu à cette fin.
Si, par exemple, faisant accidentellement
abstraction des principes à observer dans le
sens de la nouvelle théorie, on moud trop bas;
si, dis-je, les particules où se trouve concen-
trée la substance active (1) arrivent à un degré

---

(1) Le gluten dont les écorces et les sons abon-
dent, *dit-on*, est comparativement très-inerte et
ne doit être utilisé qu'à la nourriture des bes-
tiaux.

de finesse trop prononcé, elles sont, néanmoins exclues, au moyen de la bluterie extra-
fine, laquelle est d'un tissu qui compte jusqu'à
500 fils au pouce carré et remplit, ainsi
qu'on doit en juger, *le rôle de régulateur*,
depuis le commencement jusqu'à la fin de chaque mouture. En un mot, ces particules si pré-
cieuses, et dont on tire si avantageusement parti
en se les procurant séparément, sont forcées
d'aller occuper la place qui leur est marquée
par *les bluteries graduées* venant à la suite.
Voici, du reste, qui surprendrait bien les anciens meuniers, si, en juges désintéressés, ils
avaient à se prononcer sur l'innovation.

Règle quasi-unique: non-seulement il n'y a
de farine définitivement acquise à présent que
les parties de la mouture qui trouvent passage
à travers cette bluterie extra-fine; mais, chose
bien plus remarquable encore, c'est grâce à
elle, par ordre inverse toujours, qu'on évite
de faire des farines bises et qu'on parvient à
élever l'ancien rendement de 72 p. 0/0, à
75, 78, 80 p. 0/0, et dire que le tout égale
approximativement la blancheur de l'amidon.

Ajoutons enfin que si, de flasques que sont les bas produits, ils réunissaient assez de densité, assez de résistance pour supporter jusqu'à la fin l'action prolongée des meules, on réussirait de même à en faire de la farine blanche.

Non, on n'en obtiendrait que de *la matière* qui, au lieu de détruire lentement comme celle dont il sera parlé plus loin, tuerait sur-le-champ.

Tel est cependant le mode de travail à propos duquel, à partir d'il y a environ vingt-cinq ans, certains comptes rendus des Halles et marchés ne négligeaient aucune occasion de faire appel à notre admiration.

Admises d'abord exclusivement pour la pâtisserie et le pain de fantaisie, les farines extra fines se vendaient à des prix rémunérateurs enviés de tous les meuniers. Or, les puissants se sont organisés pour n'en plus faire que de semblables, du moins en finesse, car, en procédant sur une grande échelle, il y avait à prévoir qu'il faudrait renoncer aux farines bises et viser conséquemment à l'élévation du rendement. Quoi qu'il en soit, le cadre où placer ces farines, s'est trouvé bien vite trop étroit et il a fallu se tourner du côté de la boulangerie, c'est-à-dire s'exposer à lutter contre les produits de l'ancien type. Provisoirement on s'est imposé de grands soins, de grands sacrifices en renonçant à une partie des remoulages et à l'alongement du rendement. Mais dès qu'il a été connu dans le monde compétent que la pâte fournie par ces farines était assez malléable pour passer par le goulot d'une bouteille ordinaire, on a contourné les difficultés : *on s'est mis à faire appel aux gindres dans les comptes rendus sus-indiqués.* On leur signalait à eux qui savaient déjà ce qu'il en était, que ces farines donnaient lieu *à u travail plus rapide, plus doux, à un travail qui leur assurait un meilleur avenir* et ils se sont rangés, on le comprend, du côté de la propagande.

Quant aux maîtres boulangers, ils se sont rendus, et bientôt, *la féverolle aidant, l'af-*

faiblissement des farines n'a plus connu de bornes.

Hélas ! si au lieu de cet agent réputé inoffensif, on avait fait intervenir un TOXIQUE quelconque, combien de victimes eussent été épargnées !

Les tribunaux auraient fait rentrer les choses dans l'ordre en faisant justice des coupables !

Au point où nous voici, circonscrivons la question.

On a vu plus haut comment, au moyen de leur agencement, les moulins actuels se prêtent à classer séparément un à un, par ordre de mérite, les produits différentiels de la mouture des blés. On sait, en un mot, qu'ils sont agencés ainsi pour opérer plus particulièrement le triage de toute la partie nutritive que je qualifie indifféremment *de gruaux, de farine active ou de gluten,* afin de rendre ma pensée au point de vue usuel et scientifique.

Par exemple, aussitôt après la principale opération s'appliquant à 20, à 40, à 100 quintaux ou à telle quantité de blé que ce soit, chaque meunier se trouve en possession 1° de la farine neutre (l'amidon) ; 2° des gruaux fins, des moyens et des gros ; 3° et des bas produits fournis par toute la masse. Ici j'aurais à décrire une remouture distincte consistant à purger les bas produits de ce qu'ils restent contenir encore de farine neutre et de gruaux, mais cette description me conduirait à démontrer comment la part destinée aux animaux n'est guère moins maltraitée que la nôtre ; je me borne donc à cette courte mention afin de rester tout entier au sujet qui intéresse la société à un si haut degré.

Que fait-on de ces riches produits si enviés, pour la convoitise desquels on a été amené à opérer la transformation des moulins ?

D'abord, on en prélève chez les uns ou les autres qui sont employés à certain usage et qu'on vend sans mélange. Puis, chaque meunier, selon qu'il est commandé par la nécessité, prend une portion de ces gruaux, à même les plus fins qui sont aussi les plus actifs, les plus blancs, et, à moins qu'il n'ait recours à une bluterie de rechange en rapport avec celle de l'ancien type, il les introduit tels quels dans les farines qui, à son point de vne, en ont un besoin absolu comme dans les cas suivants :

1° Il en prend, s'il a des farines éteintes à réhabiliter ;

2° Il en prend également quand il a des farines à livrer à tant de rendement à la panification, mais bien peu de boulangers pratiquent ce mode d'acheter ;

3° Il en prend enfin, alors que dans les moments d'exportation il a des commandes à remplir pour le compte de quelque maison anglaise. A cet égard, prenons bonne note que nos voisins d'outre Manche n'achètent pas de farines en France. Ils y viennent en commissionner à un degré supérieur de qualité, de blancheur et de force, propriétés diverses qui se concilient facilement en observant les véritables principes admis dans la manière de moudre le blé. Toutefois, dans ce triple but, ils ne s'adressent qu'aux meuniers les mieux connus par la renommée de leurs marques ; mais comme ces meuniers de premier ordre n'établissent volontiers jamais trop de farine pour les besoins de leur clientèle accoutumée, ils sous-commissionnent ces commandes particulières.... à qui?... Aux faiseurs de pacotille, de leur rayon, c'est-à-dire aux meuniers qui, pour cause, chôment fréquemment dans les moments d'abondance. Eh bien, chacun de ceux-ci, en perspective des épreuves et du laisser pour compte qu'il redoute, remplit sa sous-commission à souhait..., quel affront à l'adresse de toute la boulangerie de France, et surtout — de la boulangerie parisienne !

A part ces exceptions, qu'on a grand soin de tenir secrètes, afin de ne pas laisser divulguer qu'il est facile d'établir les farines à telle force qu'on se propose, les meuniers — en général, s'emparent de tous les gruaux, depuis les plus fins qui sont les plus durs, jusqu'aux plus gros qui sont les plus flasques, « les uns viennent en aide aux autres, » et on les soumet à

quatre, à cinq, à six remoulages; tant que
le tout se trouve ALAMBIQUÉ à travers la bluterie extra-fine que nous connaissons et qu'il
ne reste plus que, ce qu'en terme de métier
on appelle *soufflures*, genre de déchet recélant
LA PROPRIÉTÉ DES TOXIQUES.

Tels sont les remoulages multiples qu'on
fait subir au gluten qui, considéré au point de
vue de notre alimentation, représente à lui
seul, approximativement, toute la valeur du blé.
En traitant le gluten de cette manière, voici
ce qu'il devient : l'action prolongée des meules
en modifie l'aspect et en détruit sensiblement
la force; de gris qu'il est naturellement il se
trouve blanchi au point de ressembler à peu
près à l'amidon, preuve évidente que ses molé-
cules constituantes ne sont plus à leur état
normal.

Considéré ainsi, on ne peut pas révoquer en
doute que cet agent actif devient neutre et
qu'il ne répond plus au titre d'aliment essentiel
qu'il a fait donner au pain partout où la cul-
ture du blé est en honneur.

Toutefois, que valent une à une les quatre, les cinq ou six fractions de farines de gruau obtenues à chacun des susdits remoulages ?

La première fraction n'est pas dépourvue de mérite, ni même la deuxième, bien que cette dernière ait déjà beaucoup perdu et que toutes deux laissent à désirer comme farines de boulange. Quant à la troisième, elle ne vaut à peu près rien et les dernières ne fournissent plus qu'une matière nuisible qui pourrait devenir mortelle sur le champ, si on ne la mélangeait dans une quantité suffisante de farines ordinaires ; elle a cela de commun avec les soufflures dont elle a été extraite au moyen de sacrifices qui n'ont de raison d'être, on le voit, qu'au point de vue de l'intérêt des meuniers.

Maintenant rendons-nous compte de l'effet des farines livrées à la consommation une fois les mélanges opérés. Afin de rester dans la généralité, je m'abstiens de m'occuper du triage des marques.

Est-il exact — que sans une addition de

féverole ou de tout autre substance — la farine de froment est *impropre*, à n'importe quel usage on se propose de l'utiliser ? — qu'elle est *mortelle aux animaux, mortelle aux enfants* etc. ?

Je réponds en signalant les faits permanents qui s'attestent par voie d'enquête et par les expériences auxquelles chacun peut se livrer facilement soi-même. Ces épreuves seraient des plus significatives, si on les faisait avec *un échantillon commun de farine, prélevé à même les différentes marques* venant aux Halles centrales de Paris.

1° Nos nombreux tisserands, depuis que l'affaiblissement des farines a dépassé toutes les bornes, ne peuvent plus, avec les farines seules, préparer la colle de pâte dont ils se servent pour *parer leurs chaînes*. Il faut qu'ils y fassent intervenir une drogue pharmaceutique, un produit chimique quelconque, autrement *de demi-solide* qu'ils ont besoin de la conserver pour s'en servir pendant une dizaine de jours elle tourne et tombe dans un court délai, à l'état liquide malgré la présence de la féverole.

2° Les fabricants, où les tapissiers et les peintres se procurent de cette colle de pâte, se trouvent dans le même cas, bien que pour l'établir ils ne se servent que *de farine* de 1er choix.

3° Toutes les farines actuelles, depuis les plus faibles jusqu'aux plus fortes, sont impanifiables sans une addition de féverole, je ne puis assez le répéter, et les consommateurs ne peuvent jamais trop l'avoir présent à l'esprit.

———

4° Nos éleveurs de toutes parts, à l'Est, à l'Ouest, au centre et au Nord de la France ont délaissé, vers 1844, l'usage immémorial d'introduire de la farine étuvée convertie en bouillie dans les breuvages des jeunes veaux soumis à l'engraissement : la dyssenterie les détruisaient tous. Mais où étaient alors les vétérinaires ? Est-ce qu'il ne se serait pas trouvé parmi eux un observateur assez éclairé pour induire que de pareilles farines devaient être également funestes à l'humanité ?

———

5° Le pain du plus pur froment, fût-il à son compte rationnel de gluten, donne la mort en 25 ou 30 jours aux animaux de la race canine, il la leur donne infailliblement, ainsi qu'aux oiseaux, quand ils ne reçoivent aucune autre nourriture, et surtout s'ils ne mangent que de celui qui se dissout à l'épreuve dont il sera fait mention plus loin, au titre *Connaissances panométriques*. Et dire que voilà l'aliment, toujours qualifié d'essentiel, tombé au niveau du pain de seigle, l'ennemi mortel des chiens ! ...

Quoi qu'il en soit, on voit que le *vice débilitant*, dont les farines du remoulage sont entachées, se révèle partout où on les utilise, et on est fondé a en conclure combien il est heureux que notre alimentation soit variée. Sans la viande, le café, le sucre, les boissons fortifiantes, nous serions déjà forts avancés vers le terme où ces tristes produits nous poussent progressivement.

6° Maintenant, en ce qui concerne la mortalité des enfants nourris à peu près exclusivement de farines converties en bouillie ou en pain, ou bien encore *allaités par des personnes ne se nourrissant que de pain semblable*, peut-t-on soulever le moindre doute à cet égard ? ..... Non certes, car d'après les preuves qui précèdent et en présence du fait capital accusé par des chiffres officiels, c'est la seule conséquence logique et irréfragable qu'il soit donné d'en déduire.

A part ce que chacun peut admettre ou récuser sur ce point, la notoriété est encore vierge de preuves authentiquement établies, et nos mœurs, l'humanité, la civilisation, tout s'oppose à ce qu'on ait recours à telle ou telle épreuve susceptible de compromettre la santé d'un seul de ces enfants dont l'existence est déjà si fragile.

En me trouvant sans preuves sanctionnées par la notoriété publique, moi qui ai tant vu, tant observé, et par conséquent sûr de mon fait, résolu de sonner l'alarme en temps opportun, que devais-je faire ?

J'ai voulu vaincre la difficulté et me mettre, le jour venu, en mesure d'éclairer mes concitoyens, menacés dans le principe même de leur existence.

Or, j'ai réussi, j'ai découvert le moyen, non-seulement de préserver l'enfance *de la débilitation*, symptôme précurseur du paupérisme, de l'infirmité ou de la mort, mais encore de la fortifier en assurant au pays une génération virile.

Je reviendrai à la fin de mon travail sur ce sujet pour démontrer à la société combien il est facile de remonter la pente de la dégénérescence et comment il convient de s'y prendre. Voilà la tâche que je me suis proposée, heureux si je puis la conduire à bonne fin, grâce au sympathique concours des mères et de tous les hommes sincèrement dévoués à leur pays.

7° Une preuve plus frappante encore serait un tableau comparatif qui livrerait en regard les quantités d'aliments dépensées par homme, depuis 1700 jusqu'à 1815, et depuis 1815 jusqu'à nous. Comment expliquer cette énorme progression aboutissant à l'amoindrissement physique? Privé de documents officiels, j'ai dû laisser le soin de ce travail aux économistes d'un ordre plus élevé.

Oh! prenons garde. En fermant les yeux sur les développements excessifs de la consommation du pain, nous glissons, sans nous en douter, sur la pente de la dégénérescence et du paupérisme. On pourrait voir surgir aussi, peu à peu, au préjudice de l'agriculture, une singulière solution dont les premiers jalons sont déjà jetés par quelques médecins de la Capitale. Avant toutes choses, cherchons du côté des subsistances la cause commune de ces deux fléaux, ou bien, en ce qui nous regarde directement, nous nous classons au-dessous des éleveurs les plus arriérés.

Heureusement, *la brochure* LE PAIN *du*

nature apporte avec elle les moyens aussi simples que rationnels de couper le mal dans sa
racine et de dissiper toutes les inquiétudes.
Puisse-t-elle soulever le concours unanime
des populations et le succès est certain.

SOLUTION.

1° En fait, les transactions commerciales
entre meuniers et boulangers ou leurs inter-
médiaires, ont pour objet le placement des
farines destinées à la consommation publique.

2° En principe comme en droit, et cela bien plus rigoureusement qu'en n'importe quelle spécialité commerciale, les farines et le pain doivent être dans des conditions loyales et marchandes en rapport avec les besoins qu'ils doivent satisfaire, sous peine de donner lieu à *la résiliation des conventions*. Les boulangers y sont moralement obligés, s'ils ont le moindre sentiment de leurs devoirs.

Les additions de substances, quelle qu'en soit la nature, mais plus particulièrement les additions de féveroles, opérées en vue de dissimuler l'affaiblissement des farines, de les rendre panifiables, de suppléer par un rendement factice au rendement naturel que leur a enlevé l'action prolongée des meules, constituent un genre de fraude et de contravention qui, aux termes de la loi et des règlements, doit donner lieu à poursuites contre les délinquants et à la saisie des produits frelatés.

Quant à s'obstiner à soutenir que la féverole n'est pas nuisible, autant vaudrait objecter que ne sont pas coupables ceux-là qui, se trouvant affiliés à quelque bande de malfaiteurs, se chargeraient d'empêcher la découverte des délits ou des crimes commis par leurs coassociés.

En réalité, sans la féverole, les farines extrá fines du remoulage n'auraient jamais été admises en boulangerie dès lors qu'elles sont inpanifiables par elles-mêmes. Les boulangers ont donc failli à leurs devoirs en les acceptant sous *le voile menteur* d'une modification dont l'effet immédiat, puisqu'elles sont malfaisantes, est de nous tromper, de pousser, par l'excès de la consommation, les classes laborieuses au paupérisme, d'énerver le commerce et l'industrie, de détruire les forces vives de la nation, en portant l'infirmité et la mort dans les familles.

———

Nul n'a pu prévoir qu'un jour viendrait où sans distinction d'âge, de condition et *d'intelligence, chacun aurait la facilité, avec un morceau de pain à la main, de constater la contravention des grands sophistiqueurs et de provoquer, au nom des intérêts les plus sacrés de l'humanité, la répression de la fraude.* Cependant les habiles de la meunerie se tiennent, à tout événement, sur la défensive et leur réponse est prête. Ils ont confiance qu'ils parviendront à se maintenir au nom de la force majeure dans la situation qu'ils ont usurpée.

Cet argument, dont quelques-uns font parade, je le connais et vais le réduire à sa juste valeur.

Après avoir supprimé les farines communes et rendu impossible le pain de ménage ou de 3ᵉ classe, ces habiles accusent les consommateurs de ne plus vouloir que du pain blanc, d'avoir créé l'état de choses actuel, qu'il n'y a plus moyen de revenir à l'ancien rendement de 70 ou 72 0/0, — qu'il faudrait descendre sensiblement plus bas ; — que conséquemment, la perte au détriment de la consommation générale serait considérable et les insuffisances de récolte bien plus fréquentes.

Voilà l'objection. Voyons la réponse. Dès lors que le pain sera forcément dans des conditions nutritives convenables, — 2 *et* 2 de farines qu'on prélèverait sur celles blutées seulement à 66 au 68 p. 0/0 vaudraient comparativement mieux que 4, tandis que 2 *et* 2 de farines prises à même les produits établis à 75 ou 76 0/0 de rendement ne vaudront pas 3.

Ainsi, nous pouvons marcher droit au but sans nous arrêter à de vaines déclamations.

A cette objection j'oppose une observation qui indique le point de vue d'où la question des subsistances ne doit jamais cesser d'être examinée.

Supposez, par exemple, qu'au lieu de *douze cents millions* de kilog. ou environ de mauvaises recoupes que la meunerie réalise sur l'ensemble de chaque récolte annuelle, elle en obtienne le double en abaissant le rendement des farines, et qu'au lieu de recoupes qui n'ont plus la force de blanchir l'eau et répugnent le plus souvent au bétail, le *tout* se trouve dans les plus parfaites conditions. Ces recoupes retourneraient nécessairement à l'agriculture; elle en tirerait un grand parti en produisant une plus grande somme de viande, de lait, de sucre, de laine, etc. Comprenez-vous alors combien toutes les parties de la mouture des blés concourraient efficacement à l'amélioration du sort de l'homme ?

Passons aux *connaissances panométriques.*

GUIDE-PANOMÉTRIQUE.

Les connaissances définies en principe, dans cette brochure, et coordonnées en raison des besoins de la situation, ont dû paraître trop simples, trop terre à terre pour soulever l'attention des hommes d'étude et de science. Aussi elles ne se trouvent consignées dans aucun écrit, et les dérivés de pain, tels que panomètre et panométrique, locutions en rapport avec thermomètre, alcoomètre ou d'autres du même ordre, n'ont pas encore leur place dans les dictionnaires de la langue française, voire même dans celui de l'Académie.

Cependant ces notions, qui resteront, sans doute, *les seules* dont il puisse être tiré parti, vont, aussitôt qu'elles seront propagées et sans le secours d'aucune tutelle règlementaire, fournir aux populations les avantages suivants :

1° La consommation ramenée dans les limites qu'elle n'aurait jamais dû outrepasser.

2° L'invasion du paupérisme repoussée.

3° La cause de la dégénérescence sup-
primée.

Négliger de s'initier à ces connaissances, et
se refuser à leur application serait de la part
du consommateur, on le comprend, se consti-
tuer son propre ennemi et faillir aux devoirs
de la solidarité humaine.

Sans nous arrêter à un ouvrage où se trouve
consignée la plus étrange *des hérésies scienti-
fiques*, voici la définition la plus saillante fournie par les traités de chimie :

« Le gluten est la partie essentiellement nutritive des farines. C'est lui qui communique à
la pâte la propriété de lever, c'est-à-dire de
produire un pain léger, savoureux et de facile
digestion. »

« *Les farines sont d'autant plus nutri-
ves qu'elles contiennent plus de gluten.* »

Qu'on nous permette une observation. On
était fondé à attribuer ces propriétés au pain

quand il n'y entrait que des farines de l'ancien système, tandis qu'aujourd'hui, tout en contenant souvent leur compte rationnel de gluten, elles sont en général comme si elles en étaient à peu près totalement dépourvues.

Cela établi, les signes qui, soit à la vue, soit au toucher ou au goûter, fournissent les moyens de mesurer la force, la valeur nutritive des farines et plus particulièrement la force du pain, ne sont rien autre que les effets du gluten, et point n'est nécessaire d'analyses chimiques pour arriver à constater si cet aliment est frelaté. Les enfants de six à huit ans suffisent à cette tâche :

1° En soumettant à la panification des farines traitées à un degré de force suffisamment rapproché de leur état normal, la pâte est longue *et d'une ténuité qui les ferait récuser si elles contenaient de la féverole.*

2° Avec les farines énervées du remoulage on n'obtient qu'une pâte courte, dépourvue quand même de cohésion, et cette pâte, si elle n'est pas frelatée de féverole, ne représente qu'un amalgame impossible à conduire. C'est ce que j'entendais critiquer en patois picard, il y a quelque vingt ans.

Une ménagère de cette ancienne province disait à sa voisine, avec un accent de dépit assez naturel :

« J' n'irai pu ach molin lo ; y meud si court qu'on ne peut mi pu assemblé s' frenne. »

Mais passons ; c'est du pain seulement que nous avons à nous occuper ; c'est à ses indices révélateurs qu'il nous sera donné de recourir pour arriver à l'appréciation de la solution légale, seule sauvegarde, dans le présent et l'avenir, de l'universalité des consommateurs.

3° Fait avec de bonnes farines, le pain ne réunit pas seulement les qualités ci-dessus indiquées, mais la mie conserve une partie de sa moiteur primitive pendant la durée de cet aliment, c'est-à-dire jusqu'à l'apparition de la moisissure, autre effet du gluten. Nos lecteurs d'un âge mûr n'ont pas oublié l'agréable distraction des enfants d'autrefois : ils en composaient de petites statuettes sous une infinité de formes.

Mais qu'on juge de la différence : En ne soumettant à la panification que des farines du remoulage, ainsi que cela arrive communément, on croirait, en examinant le produit et en le consommant après plusieurs jours de cuisson, c'est-à-dire dès que l'humidité, qui y est maintenue par l'action du sel de cuisine, est disparue, qu'il n'y est entré qu'un amalgame de matières absolument étrangères à la farine. C'est à ce point que si l'on réduit en morceaux un pain où la croûte domine, comme dans celui des marchands de vins et des restaurateurs de Paris, on peut croire à l'aspect et plus encore au contact, qu'on a dans la main *une véritable pierre à macadam.*

Quant à la moisissure, il n'en surviendra pour ainsi dire jamais, le pain fût-il ce qui se fait de supérieur aujourd'hui ; encore moins surviendra-t-elle si le pain est dans les condi-

tions de celui que je classe sous le n° 2 et sur
lequel toute l'attention du lecteur va [illegible]
s'arrêter.

Toutefois, à propos de ce pain, dont le degré de dureté rapidement acquise expli[illegible] la
durée presque illimitée, disons [illegible]
que s'il n'avait l'inconvénient d'être encom-
brant, il pourrait remplacer le biscuit, [illegible]
lui-même de farines viciées par l'a[illegible]
des meules. Les marins, dans leurs vo[illegible]
ges de circumnavigation, en chargeraient [illegible]
navires, avec la chance certaine d'en ra[illegible]
telle quantité voulue au port d'embar[illegible]

Les points de comparaison que je vien[illegible]
d'établir n'ont d'autre but que de prouver combien il importe que tout consommateur [illegible]
pénétré de ses devoirs et de ses droit[illegible]
pendant, ces exemples sont loin. d'être [illegible]
concluants que celui dont nous allons [illegible]
l'exposé. Ce dernier se prête à un genre d[illegible]
preuves plus promptes, plus exactes [illegible]

fois plus faciles que n'importe quelle analyse chimique (1). C'est le tableau visuel de la valeur nutritive du pain, et de ses effets débilitants à la nutrition.

---

(1) A propos d'analyse, voici celle que propose *le Traité de chimie industrielle* de M. Payen :

Lorsqu'on veut reconnaître la présence de la farine des féveroles ou des vesces dans le pain, on doit isoler le principe colorant. A cet effet, on délaie la mie de pain avec de l'eau froide ; on jette la bouillie sur un tamis ; la liqueur passée se sépare lentement en deux couches ; la couche supérieure décantée, évaporée en extrait, doit être reprise par l'alcool ; la solution alcoolique, rapprochée à son tour, laisse sur les bords de la capsule une couche de la substance extractive que l'on traite successivement par les vapeurs d'acide azotique et d'ammoniaque. Si le pain est frelaté par les féveroles ou les vesces, la matière extractive prend partiellement une belle coloration rouge ; dans le cas où la farine employée serait pure, cette coloration ne se manifesterait pas.

EXPÉRIENCES DÉMONSTRATIVES

—

Examinons comment se comportent, dans les potages, deux sortes de pain provenant, l'un de farines panifiables par elles-mêmes, l'autre de farines dans lesquelles il a fallu *indispensablement* faire intervenir la féverole.

Au plus fort je donne le n° 1, au plus faible le n° 2.

La différence entre eux s'établit d'une manière aussi précise que facile.

1° D'abord pour les panades. On pouvait faire bouillir du pain n° 1 pendant plusieurs minutes avant qu'il tombât en mitonnade. On ne trouve plus de ce pain; on ne fait plus de panades, ou bien c'est pour la forme et par habitude.

2° Si vous versez un liquide en ébullition sur quelques morceaux de pain du n° 1, ils gonflent comme une éponge, et *la cohésion, propriété caractéristique du gluten conservé à une partie suffisante de son état normal,* les maintient dans cette condition à la surface du liquide. Ils y resteront de telle sorte qu'on pourrait les retirer un à un, après plusieurs jours ; ils y resteront enfin jusqu'à ce que la fermentation survienne, et encore la masse descendra sans se diviser, ou peu s'en faut, comme un limon, au fond du vase.

Pratiquée sur le n° 2, l'expérience donne un résultat inverse, en ce sens qu'en jetant, non de l'eau bouillante, comme d'autre part, mais seulement de l'eau froide, toutes les particules de ce pain dépourvu de cohésion se séparent et se précipitent en peu d'instants, pour former une espèce de lie (1).

---

(1) *Question aux incrédules et aux partisans*

Pour cette dernière opération, si on la veut exacte, alors que le pain est nouveau fait ou qu'il est encore empreint d'humidité, il faut le faire rôtir légèrement, jusqu'à ce qu'il soit complétement desséché. Autrement, les agents factices qu'il contient se prêtent à faire fausser le résultat.

Quoi qu'il en soit, voilà, il faut le reconnaître, un moyen commode de faire des mitonnades ; en outre, c'est par lui qu'on est fondé à induire que le pain est frelaté de féveroles ou de toute autre substance analogue ; c'est

---

systématiques des développements de la consommation :

Si par hypothèse le principe nutritif de tous nos aliments, tels que la viande, les légumineux, les fruits, etc.; si encore les grains, les fourrages destinés aux animaux venaient à être traités d'une manière en rapport avec le gluten, et si tous tombaient également en mitonnade, que serait-on fondé à en attendre? Les faits les plus désastreux répondraient sur-le-champ : LE MONDE TOUCHERAIT A SA FIN.

par lui, dis-je, qu'on est amené *à décider qu'il y a motif à poursuites contre les délinquants.*

La réduction du pain en mitonnade mettrait 24 ou 30 heures à se produire, que nous n'aurions pas encore cet aliment absolument à sa force naturelle, c'est-à-dire entièrement exempt de féverole. Cependant, j'émets l'avis que l'exigence des consommateurs ne les pousse pas à réclamer au delà de 24 heures de non-dissolution. Le pain aurait ainsi assez de force nutritive pour suffire à présent aux besoins de la consommation et pour arrêter la cause du paupérisme et de la dégénérescence.

Ce qui précède s'applique indistinctement aux trois sortes de pain (1re, 2me et 3me classes). En outre, l'habitant des campagnes, qui continue ou veut reprendre l'usage de faire son pain, peut en tirer parti en dirigeant contre son meunier une action en dommages-intérêts.

En cas de dénégation de la part des parties intéressées, à savoir que le pain qui se dissout n'a pas été ruiné par l'action des meules et qu'il n'est pas frelaté de féverole, etc., comme les frais d'expertise ou d'analyses chimiques retomberaient nécessairement à la charge des délinquants, on peut provoquer ces mesures en pleine sécurité, pourvu qu'on sache ne pas outrepasser la limite où l'agent frelateur a cessé d'être indispensable.

CONCLUSION

Les moyens de constater la fraude sont indiqués et c'est aux consommateurs à les appliquer ; mais à qui les classes laborieuses devront-elles s'adresser pour en obtenir la répression ? Poursuivront-elles elles-mêmes directement ou feront-elles appel à l'autorité locale ? La réponse est simple : une plainte accompagnée du corps du délit doit suffire pour faire ordonner des poursuites.

Cependant il est permis d'espérer que cet écrit atteignant le plus haut degré de publicité, meuniers et boulangers ne résisteront pas à la nécessité de faire de bonnes farines et de bon pain.

Au surplus, et puisque rien ne nous empê-
chera désormais de distinguer le bon pain
d'avec le mauvais, la préférence sera forcément acquise au premier, et les boutiques où
l'on travaille d'une manière pitoyable seront
condamnées à tomber par l'abandon de la clientèle. D'ailleurs, la question des subsistances est
des plus graves. Elle cessera évidemment d'être
abandonnée à elle-même. Il se créera des So-
ciétés panométriques qui décerneront des men-
tions honorables aux mieux faisant des boulangers, et prendront au besoin l'initiative des
poursuites.

Pour moi, je n'ai plus qu'un vœu à expri-
mer, en terminant cette tâche ardue après tant
d'années prises sur ma laborieuse existence,
c'est que la plus large publicité soit accordée
à ces quelques pages et qu'elles me procurent
l'honneur de rester sur la brèche et de rendre
au public, par de nouveaux efforts, tout ce
qu'elles auront pu me rapporter. J'aurai reçu
alors la plus haute récompense qu'un homme
puisse ambitionner, celle d'avoir contribué
au bonheur de ses semblables.

UN DERNIER MOT.

—

L'espace me faisant défaut, la question de régénérescence va être soumise en haut lieu, et pour le public elle sera l'objet d'une notice particulière.

Paris, imprimerie Paul Dupont, rue J.-J.-Rousseau, 41
(Hôtel des Fermes). — (3666.) 8,8.